Docteur Lucien BAGNÉRIS

Les Hémorragies Sous-Conjonctivales

SPONTANÉES

TOULOUSE
CH. DIRION, LIBRAIRE-ÉDITEUR
22, rue de Metz et rue des Marchands, 33

1910

Docteur Lucien BAGNÉRIS

Les Hémorragies Sous-Conjonctivales

SPONTANÉES

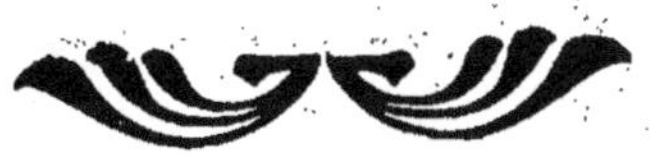

TOULOUSE
CH. DIRION, LIBRAIRE-ÉDITEUR
22, rue de Metz et rue des Marchands, 33

1910

PRÉFACE

Arrivé au terme de nos études médicales, il nous reste un devoir à accomplir, celui d'exprimer notre reconnaissance à nos maîtres de la Faculté.

Nous remercierons d'abord notre maître, M. le professeur Frenkel, qui, depuis deux ans que nous avons le plaisir et l'honneur de suivre le service, n'a jamais cessé de nous témoigner la plus affectueuse bienveillance. Nous lui serons toujours reconnaissant de nous avoir permis de nous initier à l'ophtalmologie, cette branche de la médecine, si précise et si intéressante.

Nous adresserons également tous nos remerciements à Messieurs les professeurs Bardier, Dalous et R. Cestan, d'avoir bien voulu faire partie du jury de notre thèse et de la bienveillance qu'ils nous ont toujours témoignée.

Nous nous garderons d'oublier l'affabilité avec laquelle M. le professeur Caubet, ancien doyen de la Faculté, nous reçut dans son service, alors que nous étions stagiaire. Grâce à lui, nous pûmes apprendre les éléments de la science médicale. Nous l'en remercions.

Stagiaire puis externe dans la cliniquede M. le professeur Mossé, nous apprîmes l'art de formuler d'une manière raisonnée. Nous apprîmes également, et cela n'est pas moins important pour le médecin, à aimer le malade et à le respecter. Nous l'en remercions sincèrement.

Nous remercions également M. le professeur E. Cestan dans le service duquel nous passâmes deux trop courtes années, d'abord comme stagiaire, puis comme externe. Ses leçons cliniques d'une si admirable clarté, d'un intérêt si captivant, nous donnèrent les notions chirurgicales que tout médecin doit connaître. Nous lui en exprimons notre profonde reconnaissance.

Nous remercions également MM. les professeurs Hermann et Rispal d'avoir bien voulu nous permettre d'utiliser leurs laboratoires.

Merci également à MM. E. Garipuy, Bourguet, chefs de clinique, pour les conseils qu'ils nous ont toujours donnés, sans plaindre leur peine ni leur temps.

Nous remercions également notre camarade et ami M. le Dr Pujol, ancien interne, d'avoir bien voulu mettre à notre disposition son expérience pour relever les tensions artérielles pour nos diverses observations. Nous lui saurons toujours gré de ce service rendu, si important pour notre travail.

Nous exprimerons également notre gratitude à M. le Dr Bassal, qui a bien voulu nous aider de ses conseils et de son expérience dans nos études d'anatomie pathologique.

INTRODUCTION

Si la plupart des hémorragies sous-conjonctivales sont provoquées par des causes connues et appréciables : toux, coqueluche, efforts violents, traumatisme opératoire, compression du thorax, etc... il en existe qui ne relèvent d'aucune cause apparente et que nous désignerons sous le nom d'hémorragies ou ecchymoses spontanées.

Si certaines affections oculaires ont été l'objet de travaux multiples, il n'en est pas de même des hémorragies sous-conjonctivales spontanées. En effet, aucun travail, aucune thèse, aucune publication, à notre connaissance tout au moins, n'ont été faites à leur sujet. Sans doute l'humble travail que nous apportons sera insuffisant mais des circonstances malheureuses nous ont empêché de donner à notre œuvre une documintation conforme à l'intérêt qu'elle peut présenter. Le désastre que vient de subir notre Faculté de Médecine, où l'incendie a détruit en quelques heures le fruit de deux siècles de travaux, nous a empêché de poursuivre nos recherches d'une façon aussi rigoureuse que nous l'aurions voulu.

Ce sera là notre excuse de ne pas avoir donné à

cette question toute l'ampleur qu'elle nous paraît mériter.

Dans notre travail, nous parlerons d'abord des hémorragies sous-conjonctivales d'une façon générale, c'est-à-dire de celles qui reconnaissent pour causes : la toux, les efforts violents, les traumatismes, et autres causes généralement reconnues, mais nous insisterons cependant davantage sur les hémorragies sous-conjonctivales spontanées. Nous avons recueilli dans le service de M. Frenkel, à l'Hôtel-Dieu, un certain nombre d'observations dans lesquelles on ne peut relever aucune cause extérieure ou intérieure d'hémorragie sous-conjonctivale. Nous nous sommes astreints à noter la tension artérielle de chacun de nos malades, leur examen général, leurs antécédants héréditaires et personnels, et, chez beaucoup d'entre eux, il nous a été impossible de rien relever pouvant expliquer les hémorragies plus ou moins abondantes dont ils étaient atteints.

Notre plan sera des plus simples. Pour faciliter la compréhension de notre sujet, nous donnerons dans un premier chapitre quelques notions indispensables, mais très succinctes d'anatomie et de physiologie de la conjonctive. Elles nous montreront les rapports de cette dernière avec la sclérotique et les paupières. L'anatomie, en effet, nous permettra d'expliquer la forme, le siège, l'étendue de ces hémorragies ; sa connaissance nous paraît indispensable de ce fait.

Le second chapitre sera consacré à l'étude des

symptômes de l'affection, à l'aspect, le siège électif, l'étendue de la lésion.

Le troisième chapitre comprendra la pathogénie et l'étiologie de ces ecchymoses.

Dans un quatrième chapitre, nous publierons les observations que nous avons recueillies dans les divers auteurs et nous en ferons le commentaire.

Le cinquème sera le plus important ; il comprendra nos observations personnelles sur les ecchymoses sous-conjonctivales spontanées et leur discussion.

Enfin, dans un sixième et dernier chapitre, nous nous occuperons du pronostic général et local de cette affection et de son traitement.

CHAPITRE PREMIER

Pour la compréhension facile de notre travail, il nous paraît indispensable de donner quelques notions sur l'anatomie de la conjonctive palpébrale et bulbaire.

Nous laisserons de côté l'anatomie de la conjonctive elle-même, c'est-à-dire sa structure, pour ne nous occuper que de ses rapports, de ses moyens d'union, avec le tarse et les muscles palpébraux de Müller pour la conjonctive palpébrale, avec la sclérotique et la cornée pour la conjonctive bulbaire.

L'anatomie nous permettra, en effet, de comprendre pourquoi les hémorragies sous-conjonctivales ont un siège ou des sièges de prédilection, pourquoi elles se propagent dans telle ou telle direction.

Laissant donc de côté la structure propre de la conjonctive, nous la diviserons en trois portions : 1° La conjonctive palpébrale ; 2° la conjonctive des culs-de-sac ; 3° la conjonctive oculaire ou bulbaire.

A. — *Conjonctive palpébrale*

Si nous examinons la conjonctive palpébrale d'avant en arrière, c'est-à-dire en allant du bord libre de la paupière vers les culs-de-sac, nous voyons qu'elle se continue en avant avec la peau. En arrière, la conjonctive recouvre la face postérieure du cartilage tarse et les muscles palpébraux de Müller. Elle est intimément unie au cartilage tarse par un tissu conjonctif très dense, à tel point qu'il est difficile sur le vivant de l'en détacher, même par une dissection minutieuse.

En arrière, au contraire, vers les muscles de Müller les adhérences se relâchent et se produit la transition entre la conjonctive palpébrale et la conjonctive des culs-de-sac.

B. — *Conjonctive des culs-de-sac*

La conjonctive palpébrale ne présente pas de solution de continuité avec la conjonctive bulbaire. En effet, en arrière, elle passe de la face postérieure des paupières sur la face antérieure du globe oculaire, formant ainsi un cul-de-sac, le fornix des auteurs allemands. Ce cul-de-sac a une forme presque circulaire, sauf au niveau de la commissure interne des paupières, où sa circonférence est interrompue par la caroncule lacrymale.

Si la conjonctive tarsale se trouve étroitement unie au cartilage tarse, il n'en est plus de même de la conjonctive des culs-de-sac par rapport aux plans sous-jacents. En effet, cette conjonctive ne se trouve unie que par un tissu cellulaire très lâche aux parties profondes. Ces dernières sont formées, comme on le sait, par le tendon du muscle releveur et les expansions ténoniennes des muscles de l'œil. Ce tissu très lâche, qui se laisse très facilement infiltrer, contient les glandes lacrymales accessoires et de nombreux vaisseaux.

C. — *Conjonctive oculaire ou bulbaire*

Les anatomistes divisent la conjonctive bulbaire en deux portions : une portion sclérale et une portion cornéenne. Cette division, en clinique, est inutile, car la conjonctive n'est représentée sur la cornée que par la couche épithéliale antérieure, qui fait partie intégrante de la cornée et participe à ses inflammations. La conjonctive, pratiquement, s'arrête au niveau du limbe scléro-cornéen, où elle se soude intimément à la cornée et à la sclérotique. Nous voyons la démonstration de ce fait dans les œdèmes de la conjonctive et dans la pratique des injections sous-conjonctives de chlorure de sodium et le chémosis, qui forment un bourrelet de la conjonctive autour de la cornée.

Dans toutes les infiltrations sous-conjonctivales, on constate une adhérence intime de la conjonctive au limbe scléro-cornéen, elle forme à ce niveau une sorte de cul-de-sac. Dailleurs, en clinique, il existe une différence assez nette entre les inflammations de la conjonctive bulbaire et celles de la conjonctive cornéenne des anatomistes ; ces dernières étant désignées par les cliniciens sous le nom de Kératites.

La conjonctive bulbaire au niveau du limbe est très adhérente aux tissus sous-jacents, c'est-à-dire à l'épisclère et à la capsule de Tenon. Cette adhérence devient de plus en plus lâche à mesure qu'on s'éloigne du limbe vers les culs-de-sac.

Le tissu d'union est formé de tissu conjonctif lâche et qui se laisse facilement distendre dès qu'on s'éloigne un peu du limbe. Chez l'homme adulte les espaces cellulaires de ce tissu d'union sont remplis de cellules hyalines. Mais ces cellules ne sont pas disposées au hasard, elles ont des régions de prédilection. En effet, généralement elles forment une traînée allant de l'angle interne à l'angle externe de l'œil. On observe surtout ces cellules dans l'espace compris entre le repli semilunaire et la cornée et qui serait l'origine du pterygion. La pinguecula intéresse soit seulement quelques couches de la conjonctive, soit toute l'épaisseur de la conjonctive et même les couches de l'episclère. Elle peut donc former dans certains cas une adhérence intime et solide entre la conjonctive et le tissu sous-jacent et oblitérer l'espace virtuel sous-conjonctival où s'infiltrent les injections et les hémorragies sous-conjonctivales.

Telles sont, succinctement résumées, les notions d'anatomie qui permettront de comprendre le développement des hémorragies sous-conjonctivales dans telle région de la conjonctive et non dans une autre région.

Nous basant sur ces notions anatomiques, nous nous efforcerons de déterminer le siège et l'étendue de ces hémorragies. Il existe dans l'arsenal thérapeutique une technique courante qui constitue, pour ainsi dire, une méthode expérimentale pour étudier les espaces sous-conjonctivaux. Nous voulons parler des injections médicamenteuses sous-conjonctivales et en particulier de celles qui n'ont qu'une action mécanique et peu ou pas révulsive, c'est-à-dire les injections d'air et de chlorure de sodium, que nous avons vu si souvent pratiquer dans le service de M. le professeur Frenkel.

Cette étude nous permettra de faire comprendre pourquoi les diverses infiltrations de la conjonctive s'étendent vers les culs-de-sac et dans quelques cas jusqu'à la conjonctive tarsale, et non vers la cornée.

Suivant la direction donnée à l'aiguille, l'injection fusera vers les culs-de-sac ou restera localisée aux abords de la cornée. Mais, comme la texture de la région scléro-cornéenne l'indique, si l'injection est poussée vers le limbe, le liquide injecté ne fusera pas dans le tissu cornéen. Ne pouvant décoller l'épithélium antérieur, on verra un boursouflement se former qui surplombera plus ou moins la cornée, suivant la quantité de liquide injecté. Il se formera à ce niveau une sorte de chémosis artificiel qui enchassera la cornée. Le liquide injecté décolle avec peine la conjonctive à ce niveau. Mais si l'injection est faite à quelques millimètres du limbe ou près des culs-de-sac, le liquide injecté, ne trouvant presque pas de résistance, soulèvera aisément la conjonctive, se répandra facilement vers les culs-de-sac, et il arrivera même parfois qu'il n'y aura aucun soulèvement de la conjonctive. Il est évident que ces injections ne nous permettent pas de vérifier l'étendue de l'infiltration jusqu'à la conjonctive palpébrale, car on ne les fait jamais assez abondantes pour arriver à cette région.

Mais il n'en est pas de même des infiltrations pathologiques qu'elles soient œdémateuses ou sanguines. Suivant leur abondance elles atteindront une région plus ou moins étendue de la conjonctive. Néanmoins quelle que soit leur abondance et leur nature ces infiltrations seront subordonnées à la texture anatomique de la région. Le plus souvent, on pourrait dire presque toujours, les infiltrations s'étendent dans la région où elles trouveront le moins de résistance, c'est-à-dire vers les culs-de-sac conjonctivaux. Ce fait s'explique facilement d'après les notions anatomiques que nous avons données plus haut. Rien, en effet, ne s'oppose à la progression de ces infiltrations : le tissu cellulaire qui unit la conjonctive à la sclérotique est très lâche. Les travées cellulaires d'union entre les deux membranes oculaires sont très peu serrées et par suite sont susceptibles d'admettre dans leurs intervalles une quantité assez considérable de liquide.

Vers la cornée, au contraire, ces infiltrations rencontrent un obstacle insurmontable, constitué par le limbe scléro-cornéen. L'extension des infiltrations de quelque nature qu'elles soient sera donc rendue fort difficile. De fait nous n'avons relevé dans les ouvrages des auteurs que nous avons consultés que deux cas de soulèvement de l'epithélium cornéen consécutif à une hémorragie sous-conjonctivale (Demay (6) et Gillet de Grandmont (9). D'après les notions anatomiques et physiologiques que nous venons d'énoncer, il est facile de comprendre que les hémorragies sous-conjonctivales auront un trajet tout tracé, hors duquel elles ne pourront s'étendre.

Nous appuyant sur ces quelques notions anatomiques et physiologiques nous pouvons entrer dans l'étude des symptômes de cette affection.

CHAPITRE II

Symptomatologie

L'étude anatomique et physiologique que nous avons exposée, nous permet de faire comprendre la symptomatologie des hémorragies sous-conjonctivales. Elle nous fait voir que ces hémorragies ne se produisent pas au hasard, dans une région quelconque de la conjonctive.

Dans nos observations, nous constatons que dans les cas légers où l'hémorragie est peu abondante, le siège en est le plus souvent à la partie inférieure, en dessous de la cornée. Par suite de la laxité, très grande, du tissu cellulaire d'union de la conjonctive avec la sclérotique, la pesanteur joue peut-être un certain rôle. De fait, on remarque que dans les hémorragies sous-conjonctivales, la nappe sanguine est plus abondante dans la région sous-cornéenne de la conjonctive et se résorbe en dernier lieu.

Dans les cas plus graves, le sang s'infiltre jusqu'aux culs-de-sac, la conjonctive est alors soulevée fortement, formant un chémosis sanglant qui surplombe le pourtour de la cornée. Dans ce cas, toute la conjonctive bulbaire apparait soulevée, d'un rouge vif, sur toute son étendue.

Si l'hémorragie continue, le sang franchit les culs-de-sac conjonctivaux et les contourne. Ce fait s'explique d'ailleurs fort naturellement par la laxité extrême des tissus cellulaires d'union de la conjonctive avec les plans sous-jacents, comme nous l'avons montré dans notre premier chapitre. L'hémorragie devenant de plus en plus abondante, le sang envahira la conjonctive palpébrale et peut-être l'orbite. Mais sous la conjonctive palpébrale son excursion sera très limitée. En effet, elle ne pourra s'étendre que sous la portion de conjonctive qui recouvre les muscles palpébraux de Müller, toujours à cause du relâchement du tissu cellulaire d'union de la conjonctive avec ces muscles.

Arrivé au niveau du bord postérieur du cartilage tarse le sang ne pourra s'infiltrer plus avant dans la conjonctive palpébrale. Là, en effet, ainsi que l'anatomie nous le montre, la conjonctive est intimément soudée à la face inférieure du cartilage tarse et ne saurait être décollée par une infiltration de quelque nature qu'elle soit, artificielle ou pathologique.

Dans ce cas, en outre du gonflement de la conjonctive bulbaire et du chémosis sanglant, les paupières sont rouges, gonflées, comme œdématiées et passent par les mêmes stades de résorption que la conjonctive bulbaire. La coloration des hémorragies sous-conjonctivales est connue facilement par ce fait que la conjonctive est un tissu très transparent. De rouge vif de sang artériel au début, elles passent au jaune et au bleu et par toute la série de colorations qui indiquent la résorption d'une nappe sanguine.

On trouve quelquefois une modification de la couleur de l'iris consécutive à l'hémorragie sous-conjonctivale. Dans le traité de Grœfe-Sœmisch on signale que l'iris, normalement bleu, peut prendre une coloration verte, et on explique cette modification, non pas par une action directe sur l'iris, mais par une pénétration des lacunes de la cornée par une légère couche de sérum sanguin qui, par transparence, produit cet aspect de l'iris.

Dans des cas, très rares, l'hémorragie sous-conjonctivale peut coexister avec les ecchymoses palpébrales, soit par suite d'infiltration sanguine, comme cela se produit dans les fractures du crâne, soit par ecchymose concomittante, mais ce sont là des causes exceptionnelles qui ne rentrent pas dans le cadre de notre sujet.

Dans quelques cas, l'hémorragie sous-conjonctivale fera resortir certaines néoformations conjonctivales. Par exemple, s'il y a une pinguecula très adhérente aux parties profondes, l'hémorragie ne peut la soulever. On verra alors très nettement la couleur jaunâtre de cette pinguecula, formant une tache au milieu du restant de la conjonctive d'une teinte rouge vif.

On peut se demander, d'après l'anatomie de la conjonctive, quelle est la quantité de sang qui peut se répandre sous la conjonctive. Les injections de chlorure de sodium nous fournissent à ce sujet des renseignements précieux, mais, à notre avis, insuffisants. En effet, la quantité de cette solution est toujours limitée, minime du fait qu'elle est faite dans un but thérapeutique. Dans les infiltrations pathologiques il n'en sera pas de même, l'hémorragie, les infiltrations de quelque nature qu'elles soient, ne s'arrêteront que lorsque la capacité de l'espace cellulaire sous-conjonctival aura été complètement rempli.

Les symptômes de l'hémorragie sous-conjonctivale, qu'elle soit provoquée ou spontanée, varieront suivant l'étendue, l'âge de l'épanchement et le siège qu'il occupera.

Que l'hémorragie soit partielle ou totale, on verra la conjonctive soulevée dans une région ou sur toute son étendue, d'une coloration rouge vif. Si l'hémorragie n'est que partielle, localisée à une portion de la conjonctive, on verra à ce niveau une flaque rouge sang, de forme plus ou moins circulaire, ayant un maximum d'intensité dans la partie la plus déclive. Le sang épanché ne fait dans cas qu'obéir aux lois de la pesanteur, qui l'amènent à se collecter dans la région la plus basse.

Le plus souvent, l'hémorragie sous-conjonctivale est unilatérale et partielle. Mais il y a des cas où cette hémorragie est bilatérale et totale. Naturellement il n'y aura rien de particulier dans ce cas à part la bilatéralité et la totalité de l'hémorragie. Nous observerons les mêmes phénomènes sur les deux conjonctives suivant le siège et le degré d'intensité de l'hémorragie. Les deux yeux sont intéressés en même temps.

Ces hémorragies ont-elles une action sur la réfraction de l'œil ou sur son acuité visuelle ? On peut se poser cette question puisque l'on sait — du moins d'après certains cliniciens — les injections sous-conjonctivales faites dans un but thérapeutique peuvent provoquer de l'astigmatisme cornéen lorsqu'elles sont faites au voisinage du limbe. Nous n'avons pas constaté ce fait chez nos malades et nous croyons pouvoir conclure qu'en vérité elles n'ont aucune action. Il semble, en effet, qu'une hémorragie unique et sans phénomènes réactionnels ne peut pas sensiblement modifier la courbure de la cornée.

D'autre part, puisque la conjonctive est seule intéressée, à l'exclusion des membranes propres de l'œil, l'acuité visuelle n'est nullement modifiée. Si l'on constate chez certains de ces sujets des troubles de réfraction, c'est qu'ils sont antérieurs à l'hémorragie.

Nous en avons ainsi fini avec les symptômes objectifs de cette affection. Quels en sont maintenant les symptômes subjectifs ? Ces symptômes n'ont rien de bien particulier, surtout dans le cas des hémorragies sous-conjonctivales spontanées. Le malade, quelquefois, ne s'aperçoit que par hasard de son hémorragie, comme dans le cas de notre observation X. Le plus souvent, l'hémorragie s'étant produite pendant la nuit, le malade ressent une impression de gêne dans les mouvements du globe oculaire (observation XIV).

Dans d'autres cas, quelques malades pressentent l'apparition de l'hémorragie à certains phénomènes qu'ils ont observés déjà, lors d'hémorragies précédentes. Ainsi, dans le cas de la malade de l'observation VII, publiée par le docteur Sulzer, dans le *Bulletin et Mémoires de la Société d'ophtalmologie* de 1907 (24), cette dame pressentait l'apparition de l'hémorragie : « à l'apparition de quelques flocons muqueux qui glissent sur la cornée et obscurcissent la vue, ainsi qu'à la production d'un larmoiement abondant. »

Dans une de nos observations personnelles (obs. X), le malade s'aperçut de l'arrivée de son hémorragie sous-conjonctivale à une sensation de cuisson dans les deux yeux.

Cependant, d'une manière générale, le malade n'éprouve aucune sensation particulière et ce n'est que fortuitement qu'il s'aperçoit de son hémorragie, tout au moins dans les cas d'hémorragie partielle.

CHAPITRE III

Etiologie et Pathogénie

Dans ce troisième chapitre nous nous occuperons de rechercher quelles sont les origines et les causes de ces hémorragies sous-conjonctivales. Nous examinerons les cas d'hémorragies dans lesquels la conjonctive n'est pas saine, est atteinte d'une inflammation de quelque nature qu'elle soit. D'ailleurs ces hémorragies sont nettement délimitées et sont facilement différenciées d'une injection conjonctivale. La coloration diffuse provoquée par ces ecchymoses, l'absence de réaction inflammatoire, le manque d'injection vasculaire, l'impossibilité de les déplacer, empêcheront de commettre cette confusion.

Mais il existe des hémorragies sous-conjonctivales se produisant sans inflammations, sans lésions préalable de cette membrane. Nous ne nous occuperons d'ailleurs que des ecchymoses se produisant dans une conjonctive saine et nous examinerons les diverses causes qui les produisent.

Pour la clarté de l'exposition de notre travail nous diviserons ces hémorragies en trois catégories. Dans une première section nous placerons les hémorragies reconnaissant des causes mécaniques : traumatismes, toux, etc. Dans une seconde section trouveront place les hémorragies par diathèse ou inflammation et enfin dans une troisième section nous placerons les hémorragies spontanées sur lesquelles nous insisterons d'une façon toute particulière.

Ainsi que nous l'indiquons dans notre plan, nous commencerons par les ecchymoses sous-conjonctivales d'origine mécanique.

Quelles sont leurs causes ? Nous plaçons en premier lieu les traumatismes, de quelque nature qu'ils soient. Nous verrons que les hémorragies sous-conjonctivales peuvent exister dans le cas de fracture de la base du crâne. Mais, dans ce cas, l'ecchymose ne débute pas dans la conjonctive ; la nappe sanguine n'est qu'une simple infiltration à distance. Un choc plus ou moins violent, un coup reçu sur l'œil, peut produire une hémorragie sous-conjonctivale par rupture des vaisseaux sous-conjonctivaux. Le traumatisme peut être opératoire, par exemple dans l'opération du strabisme. L'observation VI où une simple iridectomie antiglaucomateuse causa une ecchymose en est un exemple fort net et qui ne laisse aucun doute à ce sujet.

Mais il est d'autres causes d'ecchymoses sous-conjonctivales, moins directes, mais dont le rôle est cependant indiscutable. Ce sont la toux, surtout la toux quinteuse de la coqueluche, les efforts de la défécation, le soulèvement de poids lourds, la compression du thorax et de la cavité péritonéale. On trouve également des cas d'hémorragie sous-conjonctivale à la suite d'autres actes physiologiques, tels que ceux de se moucher, d'éternuer, de vomir, dans les efforts de l'accouchement. Dans tous les cas, il existe, d'après Lejars, un mécanisme actif : « l'effort thoraco-abdominal, avec grande inspiration, suivie de l'occlusion de la glotte et de la contraction énergique des muscles de la paroi abdominale ».

Si nous prenons séparément chacune de ces causes d'ecchymoses, nous voyons que la compression du tronc est une cause assez importante d'ecchymose sous-conjonctivale. Wagenmann (25) Colle et Arquenbourg (4) Perthes (20) en citent des cas. Ce sont là assurément les causes traumatiques les moins fréquentes mais qui cependant ne sont pas négligeables. Nous voyons que les plus fréquentes sont la toux, surtout dans les quintes de la coqueluche, et l'action de se moucher ou d'éternuer qui sont cause d'ecchymoses sous-conjonctivales. Les autres causes mécaniques que nous avons indiquées comme les efforts de la défécation, les efforts de l'accouchement sont des causes beaucoup plus rares et nous ne faisons qu'en donner l'indication.

Si les hémorragies sous-conjonctivales relèvent en majorité de causes mécaniques, il en existe qui reconnaissent pour origine certaines diathèses. Au premier rang de ces diathèses nous placerons l'hémophilie. Comme on le sait dans cette diathèse sanguine, les hémorragies atteignent une intensité tout à fait disproportionnée avec la cause que les provoque. On a remarqué que dans le cas d'hémophilie le moindre traumatisme provoquait des hémorragies très abondantes. Le sang ne se coagule pas normalement et de ce fait le caillot obturateur du vaisseau sectionné ne se forme pas comme dans les cas normaux. On conçoit aisément que dans ces conditions la moindre cause d'ecchymose sous-conjonctivale, provoque un épanchement sanguin abondant sous la conjonctive. Mais ce n'est pas spontanément que cette diathèse provoquera des hémorragies sous-conjonctivales ; mais le moindre traumatisme, l'hypertension même passagère dans le réseau veineux conjonctival, une intervention sur le globe oculaire, une simple instillation de collyre pourront déterminer une hémorragie dans la conjonctive tout à fait disproportionnée avec la cause provocatrice de cet épanchement.

D'autres affections peuvent amener des hémorragies sous-conjonctivales. Waskressenski a montré que le scorbut était susceptible de provoquer des ecchymoses sous-conjonctivales. Ces hémorragies peuvent être même abondantes et se traduire par une coloration sombre presque brune de la conjonctive.

Des ecchymoses ont été relevées parmi d'autres affections du système circulatoire. Ainsi Spiro a montré l'existence d'hémorragies sous-conjonctivales dans le purpura hémorragique, Finlay (11), dans la typho-malaria, Graff dans deux cas de paralysie générale où une lésion du trijumeau était admissible. D'autres auteurs ont trouvé des hémorragies sous-conjonctivales dans des cas d'intoxication. Ainsi Montgomery rapporte plusieurs hémorragies sous-conjonctivales dans un cas d'intoxication par la quinine.

Denti (7), Jüngken (12), Mackenzie (13), Perlia (19) citent plusieurs cas d'hémorragies sous-conjonctivales vicariantes de la menstruation. Mais ces derniers cas sont très rares et nous ne nous y arrêterons pas plus longtemps.

Mais il est des hémorragies sous-conjonctivales dont on ne peut trouver l'origine, dont aucune des causes déjà citées ne vient expliquer l'apparition. Le malade s'aperçoit brusquement pendant la journée soit le matin au réveil, pendant qu'il vaque aux soins de sa toilette, que son œil est rouge sang. A quelle cause rapporter cette suffusion sanguine si soudaine, si insidieuse ? Dans plusieurs de nos observations personnelles nous avons prélevé au sujet du sang et nous l'avons fait examiner au point de vue de la numération des globules blanc et rouge. Nous avons observé sa coagulabilité et ces deux épreuves jointes aux antécédents héréditaires et personnels de chaque malade, nous ont permis d'éliminer l'existence de la diathèse hémophilique chez eux.

Les causes mécaniques : traumatisme, toux, efforts, etc. ont été soigneusement étudiées et il a été impossible d'en retrouver aucune.

Doit-on incriminer dans ce cas là l'hypertension artérielle, jointe à une friabilité excessive des vaisseaux conjonctivaux ? L'hypertension n'a été relevée que dans deux cas sur les neuf observations que nous publierons plus loin. L'artériosclérose en est-elle seule cause ? Peut-être entre-t-elle en cause dans les cas de malades âgés, mais nous avons observé des cas où cette affection devait être éliminée, (ob. XIII, XIV). Mais elle n'existait nullement chez les autres sujets.

Nous avons également pris soin de vérifier l'état de la conjonctive ecchymosée au point de vue des inflammations diverses auxquelles elle est sujette. Nous avons toujours constaté qu'elle était absolument saine.

Nous avons également examiné l'état des divers organes de nos malades : cœur, poumons, reins, foie, etc, la plupart n'ont aucune lésion de ces organes.

Nous reviendrons, du reste, sur ce chapitre plus loin quand nous ferons paraître nos observations personnelles.

CHAPITRE IV

Dans ce quatrième chapitre trouveront leur place les diverses observations recueillies jusqu'à ce jour par divers auteurs sur la question qui nous occupe. Nous n'avons pas trouvé dans la littérature ophtalmologique d'observations d'hémorragies ou d'ecchymoses sous-conjonctivales purement spontanées. Mais nous publions les hémorragies sous-conjonctivales diverses que fournit cette littérature à cause de l'intérêt que peut présenter chacune d'elles, prise en particulier. Nous donnons une observation (obs. VII) d'hémorragie conjonctivale — et non sous-conjonctivale — spontanée à cause de l'intérêt qu'elle présente et des considérations dont l'auteur la fait suivre.

OBSERVATION PREMIÈRE

(Arquenbourg).

D..., (Jean), âgé de 26 ans, vient le 11 janvier 1907, à la consultation de l'hôpital de la Charité. Il présente des deux côtés une ecchymose sous-conjonctivale d'un rouge vif, soulevant toute la conjonctive bulbaire en un gonflement qui forme sur tout le pourtour de la cornée un véritable chémosis sanglant, assez accentué pour limiter un peu l'excursion du globe.

Les paupières sont bleuâtres, mais non œdématiées. L'œil est intact, il n'y a pas d'hémorragies rétiniennes.

D.., raconte que cette hémorragie sous-conjonctivale s'est produite la veille, à l'occasion d'une violente quinte de toux. Le malade est admis d'urgence dans le service ; à l'interrogatoire, nous apprenons qu'il est habituellement bien portant, et n'a jamais présenté d'accidents semblables à celui qui l'amène aujourd'hui. Seulement, depuis trois semaines, il toussait beaucoup, et avait, paraît-il, des quintes fort violentes ; du reste, pendant qu'il nous cause, D... est pris d'une de ces quintes et nous remarquons que son visage se congestionne énormément. L'auscultation nous apprend que le malade, emphysémateux, est atteint de bronchite.

L'examen du sang a été fait et n'a rein décelé de particulier au point de vue des globules blancs et rouges, nous n'avons pu malheureusement étudier la coagulabilité du sang, le malade ayant refusé de se soumettre à une nouvelle piqûre. Mais cependant nous ne pensons psa qu'il faille incriminer ici l'hémophilie, car rien ne l'indique dans les antécédents de notre malade et la première piqûre n'a pas saigné.

D... sort de l'hôpital le 19 janvier, son ecchymose sous-conjonctivale est encore fort nette des deux côtés. Lorsqu'il vient de se montrer au bout de trois semaines, la teinte jaune ecchymotique persiste et s'étend encore à toute la conjonctive bulbaire.

OBSERVATION II

(PAINBLAN).

D... (Julienne), 4 ans et demi, atteinte de coqueluche depuis trois semaines (15 à 17 quintes par jour), m'est amenée en février 1903.

Elle présente une ecchymose sous-conjonctivale récente rouge vif, occupant des deux côtés la conjonctive sclérale tout entière et formant un bourrelet chémotique autour de la cornée. Pas d'ecchymoses palpébrales. Pas de larmes de sang. Pas d'hémorragies rétiniennes.

Un mois plus tard, les ecchymoses n'avaient pas complètement disparu.

OBSERVATION III

(DÉLÉARDE).

Garçon de 4 ans, soigné à la clinique médicale infantile de l'hôpital Saint-Sauveur, pour une coqueluche à la fin de la troisième semaine (30 quintes par jour).

Il existe chez lui une ecchymose sous-conjonctivale bilatérale et totale, formant un chémosis sanglant autour des cornées. Les paupières sont œdématiées mais non ecchymotiques. Il y a eu des épistaxis.

OBSERVATION IV

(Painblan).

G... (François), 41 ans, est pris en décembre 1904, sous une berline dont le contenu (terre et cailloux) se renversa sur lui. Il se trouva accroupi, la tête en flexion forcée, le menton appuyant fortement contre le sternum ; il n'a pas perdu connaissance et fait de violents efforts pour se dégager, ce qu'il peut faire au bout de quelques minutes avec l'aide de ses camarades.

Il se plaint de vives douleurs un peu partout et notamment à la tête. Il porte de ci de là des plaies sans gravité.

G... est visité dans la soirée par un médecin, qui constate une ecchymose sous-conjonctivale double, abondante, émet l'hypothèse de fracture de la base du crâne et porte un pronostic très réservé. Je suis appelé à voir G... trente-six heures après l'accident.

Je constate du côté droit une ecchymose sous-conjonctivale totale avec ecchymose palpébrale et du côté gauche une ecchymose sous-conjonctivale très abondante, presque complète, ne laissant qu'une petite partie pâle et non ecchymosée en dehors.

Pas d'hémorragie intraoculaire. Pas de masque ecchymotique. Pas d'écoulement de sang par le nez et les oreilles. En raison de l'absence des signes habituels de fracture du crâne, en raison de la rapidité de production de l'ecchymose, de sa teinte rouge vif, de son apparition simultanée aux paupières et à la conjonctive, j'émis l'opinion qu'il n'y avait pas de fracture de la base et que les ecchymoses étaient en rapport avec l'effort violent, aidé par la position de flexion forcée de la tête.

Quatre jours après, en effet, le blessé ne se plaignait plus que de courbature généralisée, et au bout de dix jours il reprenait son travail, malgré les ecchymoses qui persistaient encore trois semaines après, mais très diminuées et d'aspect ictérique.

OBSERVATION V

(Painblan).

Mme R..., 57 ans, n'ayant pas été malade depuis douze ans, d'état général satisfaisant, n'ayant aucun des symptômes d'une affection du cœur et des reins, habituellement constipée, s'aperçoit le matin qu'elle a dans l'œil gauche une énorme tache rouge. Je constate le soir une ecchymose sous-conjonctivale totale de cet œil. A droite existe une ecchymose peu importante vers l'angle interne.

Disparition complète en un mois.

OBSERVATION VI

(Dauthuile).

Au cours d'une iridectomie antiglaucomateuse faite par M. le professeur Baudry (de Lille) au moment de la préhension de la conjonctive avec une pince à fixation, il se produit une hémorragie sous-conjonctivale très abondante. L'opération se fait normalement sans que l'iris donne du sang.

Le lendemain de l'opération, l'hémorragie a augmenté et la cornée est enchâssée dans un bourrelet ecchymotique.

Au bout de trois jours, sous l'action de la pesanteur, le chémosis augmente dans la partie inférieure et diminue à la partie supérieure. Quinze jours après, la malade quitte l'hôpital, ne présentant plus que deux plaques sanguines d'un rouge foncé, situés au-dessous de la partie inférieure du limbe cornéen et séparées par une portion de conjonctive saine.

Rien du côté des divers organes. La malade saignait facilement et longuement à la suite de légères coupures. L'origine de cette suffusion est la toux.

OBSERVATION VII

(SULZER).

Mme X. Y..., âgée de 60 ans environ, me consulte pour la première fois le 1er octobre 1902. Elle présente dans la suite des hémorragies conjonctivales graves qui se rattachent nettement à une disposition hémorragique héréditaire familiale ; la malade n'aime pas parler de cette particularité familiale et les renseignements qu'elle veut bien me fournir à ce sujet sont des plus succincts. Sa mère est morte à l'âge de 80 ans, d'une hémorragie intestinale abondante, après avoir souffert pendant trois ans d'accidents hémorragiques graves. Ses hémorragies spontanées provenaient à tour de rôle de toutes les muqueuses : buccale, nasale, respiratoire, uro-génitale et plongèrent la malade dans un état d'anémie profonde. La sœur jumelle de la malade est morte à l'âge de 30 ans, après avoir présenté pendant trois ans des hémorragies exactement semblables à celles qui occasionnèrent la mort de sa mère.

Mme X. Y... souffre depuis quinze ans d'une angine de poitrine, compliquée de douleurs irradiantes du bras gauche. Le pouls radial gauche a toujours été plus faible que le pouls radial droit et légèrement retardé sur celui-ci. Ni la percussion, ni l'auscultation, ni la radioscopie, ne révèlent une particularité pouvant rendre compte de cette anomalie. La différence des deux pouls s'est accentuée avec les années. La malade perçoit au niveau du cœur une légère douleur persistante qui s'aggrave au moindre effort, à la moindre émotion.

Depuis six ans la malade présente fréquemment des hémorragies sous-cutanées. Leur apparition est précédée d'une sensation particulière de fourmillements et d'une espèce de démangeaison ou de cuisson, localisée au niveau même de l'apparition prochaine des taches bleues. Ces ecchymoses sont de grandeurs fort différentes. Dans quelques-unes l'hémorragie se réduit à un fin piqueté sanguin tandis qu'un peu plus loin on aperçoit une ecchymose en nappe, égalant en étendue la paume de la main. Entre ces deux extrêmes toutes les transitions existent. La forme des taches est ronde, quelquefois irrégulière. A leur niveau la peau est sensible aux attouchements qui produisent une sensation douloureuse. Elles sont spontanées et apparaissent de préférence le matin quand la malade se trouve au lit. La digitale empêche leur apparition. Quand la malade cesse cette médication elle présente des ecchymoses dix jours plus tard.

Peu de temps après l'apparition des ecchymoses sous-cutanées la malade fut prise d'épistaxis violentes, suivies bientôt d'hémorragies vésicales et intestinales. Depuis quatre mois la malade se plaint de douleurs sus-orbitaires du côté droit.

Son organe visuel est complètement normal, à des chalazions des paupières supérieures près. Une de ces petites tumeurs située à la paupière supérieure droite est extirpée le 27 octobre 1902, le matin. A 4 heures de l'après-midi, la malade terrifiée vient me trouver se plaignant de vives douleurs dans l'oreille droite ; elle est convaincue que cette oreille est remplie de sang et va devenir le siège d'une hémorragie abondante.

Pour la tranquilliser je fais une injection d'eau tiède dans le conduit auditif, afin de lui montrer que l'eau revient incolore. Ce lavage occasionne une syncope.

Le lendemain 28 octobre, la malade subit sans incident l'extirpation d'un chalazion à la paupière supérieure gauche. Trois jours après elle se plaint de sensations bizarres à l'œil droit, qui est légèrement larmoyant et présente des mucosités au niveau du grand angle. En retournant la paupière supérieure je trouve l'incision provenant de l'extirpation du chalazion cicatrisée.

La conjonctive tarsale est rouge, légèrement gonflée ; pensant à une infection conjonctivale je répands sur la paupière retournée une goutte de solution de nitrate d'argent au 1/50 ; une demi-heure après cette instillation, au moment où la malade remet sa voilette devant la glace, elle se retourne brusquement, la moitié droite du visage couverte de sang. Ce sang s'échappe de la fente palpébrale et forme sur le visage un épais caillot. Je comprime la région oculaire fortement tuméfiée. Quelques minutes plus tard je trouve que cette tuméfaction est due à un caillot de sang placé entre le globe et les paupières, remplissant les culs-de-sac distendus. Cette rapide et intense coagulation du sang sera constatée à l'occasion des nombreuses hémorragies qui suivront.

En retournant les paupières supérieures je vois le sang suinter en nappe sur toute la surface. Aussitôt qu'on enlève le tampon la muqueuse se couvre d'une nappe sanguine. Seule la cicatrice provenant du chalazion ne donne pas. Elle reste visible un instant plus longtemps que le reste de la muqueuse.

Quelques minutes plus tard l'hémorragie s'arrête, mais la conjonctive palpébrale droite reste rouge et légèrement boursouflée ; à minuit nouvelle hémorragie. Le lendemain 1er novembre, la malade présente huit hémorragies pendant la journée, douze pendant la nuit, quelques-unes sont abondantes, d'autres ne donnent que quelques gouttes de sang. Elle pressent leur approche à l'apparition de quelques flocons muqueux qui glissent sur la cornée et obscurcissent la vue, ainsi qu'à la production d'un larmoiement abondant. De tous les moyens tentés pour arrêter ces saignements, les tampons trempés dans l'eau à 60° centigrades et rapidement exprimés donnent les meilleurs résultats.

Pendant ces hémorragies abondantes les mains et les pieds deviennent froids et nettement cyanosés, le tout se termine quelquefois par une série de contractions cloniques des bras et des jambes. Les douleurs sus-orbitaires droites s'exagèrent pendant les crises hémorragiques et la paupière supérieure droite est très sensible au toucher ; mais la malade ne présente à ce moment aucun stigmate net d'hystérie ainsi que le constate un examen de spécialiste.

Le 2 novembre le regretté Parinaud voit la malade en consultation et assiste à une petite hémorragie précédée des prodromes décrits. Il constate l'état particulier de la conjonctive palpébrale dont la rougeur et le gonflement se sont accentués depuis vingt-quatre heures.

La malade remarque que le même phénomène a été noté pour la muqueuse nasale lors des grandes epistaxis survenues en 1899. Le 3 novembre, on note quatre petites hémorragies conjonctivales pendant la journée, deux pendant la nuit.

Le 4 novembre deux hémorragies diurnes.

Le 4 novembre à 8 heures du soir, le visage de la malade devient rouge et gonflé : quelques minutes après éclate une hémorragie conjonctivale abondante qui dure jusqu'à minuit et résiste à tous les moyens employés pour la contenir, à la compression locale, aussi bien qu'à la compression manuelle des carotides.

Elle réduit la malade à un état d'anémie extrême. Les congestions de la tête se répètent le lendemain sans donner lieu à des hémorragies. Celles-ci reprennent le 6 ; jusqu'au 10 il y a environ cinq petites hémorragies par vingt-quatre heures. A partir du 7 novembre la rougeur paroxystique du visage se limite nettement à la moitié droite de la tête. Le 10, la malade remarque que son pince-nez (+ 1.25) pour voir à distance rend la vue trouble. Il y a une légère contracture de l'accomodation des deux yeux.

A partir de ce moment les hémorragies cessent. Depuis quelques jours la malade qui prend du sulfate de soude et du calomel à trois à quatre garde-robes par jour. Il y a donc eu rétention prolongée de matières fécales, malgré les évacuations journalières.

Le 16 novembre se produit un léger accès de glaucome à l'œil droit. Tandis que les paupières droites étaient hyperesthésiques jusqu'à il y a peu de jours, la région oculaire droite est maintenant anesthésique ».

Après avoir donné cette observation, le Dr Sulzer recherche les causes de ces hémorragies si graves. Il élimine d'abord l'artériosclérose, la malade n'en présentant aucun symptôme. Il élimine ensuite l'hémophilie, laquelle est une anomalie congénitale, la malade n'ayant eu ces hémorragies que bien après 50 ans. Il fait, du reste, remarquer que divers traumatismes comme l'extirpation de chalazion, n'ont donné lieu à aucun épanchement sanguin anormal.

Comme la malade a présenté des stigmates d'hystérie, Sulzer dit que « ces accidents nerveux permettent une explication facile des accidents hémorragiques, mais cette interprétation ou assimilation ne nous satisfait nullement. Nous sommes néanmoins obligés de nous y arrêter dans l'état actuel de nos connaissances ».

Chez cette malade les hémorragies ont été spontanées, les interventions qu'elle a subies, n'ayant donné lieu à aucune hémorragie. De plus ces hémorragies ne sont apparues que dans un âge avancé. Ces deux faits élimineraient l'hypothèse d'hémophilie. Il est vrai que certains auteurs affirment : « qu'on peut observer des hémorragies spontanées, incoercibles sur des sujets hémophiliques chez lesquels les hémorragies traumatiques s'arrêtent facilement ».

De plus, dit le Dr Sulzer, l'hémophilie se transmet par les femmes qui en sont exemptes de génération en génération. Or dans la famille de Mme X. Y... la disposition hémorragique se transmet de mère en fille.

OBSERVATION VIII

B... (Francine), 47 ans, ménagère, se présente à la consultation à l'Hôtel-Dieu, le 15 avril 1908.

Antécédents héréditaires. — Grand'mère paternelle a eu la cataracte dans un âge avancé. Pas d'autres cataractes dans sa famille. Père mort à 67 ans. Mère morte d'apoplexie à 72 ans. Trois frères morts jeunes : un mort à 18 mois, les autres prématurés, un frère vivant.

Antécédents personnels. — Etant jeune elle a souffert longtemps des yeux. Depuis l'âge de 4 ou 5 ans elle n'a plus souffert des yeux. Ni sucre ni albumine dans les urines.

Il y a deux mois seulement un oculiste lui a signalé sa myopie. Jusqu'alors elle s'était bien aperçue qu'elle ne voyait pas de loin, mais elle ne s'en était pas inquiétée.

Rien d'anormal du côté des globes oculaires ni de l'appareil lacrymal.

Il y a deux mois, elle eut une hémorragie sous-conjonctivale de l'œil gauche. La malade affirme qu'elle n'avait reçu aucun traumatisme et qu'elle n'avait fait aucun effort d'aucune espèce. L'hémorragie aurait été spontanée. La cornée droite présente une taie centrale. La cornée gauche de nombreuses taies extrapupillaires et une taie pupillaire.

La chambre antérieure est diminuée des deux côtés.

L'iris et la pupille sont normaux.

Pour l'œil droit le cristallin est normal. Le cristallin à gauche est atteint d'un léger début de cataracte.

Le fond de l'œil est normal des deux côtés.

La tension artérielle prise à l'avant-bras avec l'appareil de Laulanié (15 avril 1908) est de

180 à 187 m/m Hg

(la tension d'un sujet normal étant de 130 à 140 m/m Hg).

OD—4DV1/4 OGV1/3

La malade revient dans le service le 17 mars 1909 :

OD Taie cornéenne. Début de cataracte équatoriale et sous-corticale postérieure.

Acuité et réfraction : 1/10—5DV1/3.

OG Taies cornéennes. Début de cataracte capsulaire postérieure. Le cristallin présente une coque opaque assez étendue, centrale, de sa partie postérieure très visible à l'éclairage oblique sous forme de capsule opaqué.

Le fond d'œil est normal.

Acuité et réfraction : OG1/6 verres n'améliorent pas.

Elle n'a plus eu d'ecchymose sous-conjonctivale et n'a pas souffert des yeux.

Nous revoyons la malade le 21 septembre 1909.

Son état oculaire est le même. Elle n'a suivi aucun traitement.

OD1/8—5DV1/3 OG1/8 verres n'améliorent pas.

Le 7 septembre 1910 Mme B... revient nous consulter.

OD1/10—5DV1/4.

OG cataracte demi-molle mûre.

A cette date elle entre dans le service de M. le professeur Frenkel et le 10 septembre 1910 l'opération de la cataracte à lieu sans incident ni hémorragie irienne et conjonctivale. Nous avons repris la tension artérielle au poignet avec l'appareil du Dr Vaquez

TA = 14,5 (T. normale = 11).

OBSERVATION IX

F... (Claire), 71 ans, se présente à la Clinique ophtalmologique le 24 mai 1910.

Antécédents héréditaires. — Père mort à 35 ans d'accident, bonne vision. Mère morte à 66 ans d'hémorragie cérébrale.

Antécédents personnels. — A toujours été bien portante. Un garçon et deux filles en excellente santé.

Il y a deux ans, en se baissant, elle heurte son œil droit contre la queue d'une casserole. Le lendemain elle va voir un oculiste qui lui fait faire des lavages. De suite après l'accident l'œil droit a cessé de voir et elle en a souffert durant trois ou quatre mois. Depuis lors elle n'en a plus souffert. La tension des globes oculaires est normale. L'œil droit est un peu douloureux à la pression de la région ciliaire.

Du côté des cornées gerontoxon. La cornée gauche présente une taie paracentrale.

La chambre antérieure droite est très profonde, la gauche normale.

Du côté de la pupille droite on observe une vaste iridodyalise en dehors de l'iridodonésis. Du côté de la pupille gauche tous les réflexes sont normaux.

Appareil cristallinien : OD aphakie.

OG début de la cataracte.

Fond d'œil : OD. La papille est normale, bien rosée. Tout autour un cercle d'atrophie chorio-rétinienne.

OG Cercle péripapillaire d'atrophie chloroïdienne et pigmentation pathologique.

OD + 11 DV 1/30, OG 1/15 — 12 DV 1/6.

Le 10 août, la malade revient à la consultation. Le 8 août, après-midi, une hémorragie sous-conjonctivale s'est déclarée tout d'un coup, sans douleurs, et la vision déjà faible ne s'est pas abaissée davantage. Dans l'après-midi de dimanche, 8 août, la rougeur n'a pas été considérable. Ce n'est que dans la nuit du dimanche au lundi que l'hémorragie s'est accentuée et elle est restée stationnaire depuis lundi. Dans la journée de lundi elle a souffert d'élancements dans les deux yeux d'une façon intermittente.

On constate aujourd'hui, mardi, une hémorragie sous-conjonctivale intéressant en bas toute la conjonctive et arrivant au contact du limbe. En dedans elle touche également le limbe jusqu'au niveau de l'extrémité interne du diamètre horizontal. En haut elle remonte vers le cul-de-sac supérieur, mais laisse un espace sain assez grand entre son bord inférieur et le bord supérieur de la cornée.

La tension artérielle a été prise avec l'appareil du docteur Pachon : T A = 16. (T. normale, 14.5).

OD V 1/40.

OG V 1/30.

OBSERVATION X

F... (François), 44 ans, garçon de café, vient à la consultation le 16 septembre 1910.

Antécédents personnels. — Père mort à 81 ans ; mère, âgée de 83 ans, et en bonne santé.

Antécédents personnels. — Marié, deux enfants bien portants.

Il a eu l'herpès à 13 ans et depuis lors cet herpès récidive souvent. Rougeole à 9 ans. Pneumonie à 7 ans. A 23 ans, a eu des plaques muqueuses dans la bouche, mais il affirme ne jamais avoir eu de chancre. Sa femme a eu trois fausses couches de deux à trois mois.

Il y a trois mois il eut une hémorragie sous-conjonctivale à l'œil droit. Cette hémorragie est apparue dans la journée sans que le malade s'en aperçoive. Huit jours avant l'apparition de cette ecchymose le malade avait eu des sensations de cuisson aux deux yeux. Depuis cette époque ces hémorragies récidivent tous les huit jours, aussi bien la nuit que dans la journée. Ces hémorragies ont toujours été peu étendues, à peu près, nous dit-il, comme celle qui existe au moment où nous le voyons. Le malade a toujours toussé, mais peu violemment et nous dit que ces hémorragies ne se produisaient nullement après la toux.

Actuellement on constate à l'œil droit une hémorragie sous-conjonctivale bordant la portion inféro-interne du limbe sur une longueur d'un centimètre environ et s'étendant vers le cul-de-sac inférieur, formant une circonférence presque régulière ayant un diamètre d'un centimètre à un centimètre et demi. Autour d'elle se trouve une zone de coloration violacée.

Il n'a jamais eu d'hémorragie sous-conjonctivale à l'œil gauche.

Il n'a jamais eu d'épistaxis et nous n'avons pas relevé d'hémophilie personnelle ni familiale. Mais c'est un tousseur, il est en effet atteint de bronchite chronique. C'est aussi un aortique.

od V 1. *og* V. 1/2.

Le 21 septembre, nous prenons la tension artérielle avec l'appareil du docteur Pachon.

T A = 13 à 19.

OBSERVATION XI

R..., 48 ans, vient à la consultation le 10 février 1906.

Antécédents héréditaires. — Rien de particulier. Pas d'hémorragies de quelque nature qu'elle soit dans sa famille. Pas d'hémophilie familiale.

Antécédents personnels. — Il n'a jamais été malade. Il n'a jamais eu d'épistaxis. A l'auscultation : deuxième bruit aortique un peu dur.

Dans la nuit du 8 au 9 février, il a eu une hémorragie sous-conjonctivale spontanée à l'œil gauche, dont il ne s'est aperçu qu'au lever. Il n'avait reçu aucun coup sur cet œil et n'en avait jamais souffert.

La tension oculaire et l'appareil lacrymal sont normaux aux deux yeux.

La conjonctive bulbaire gauche est atteinte en haut et en dehors et un peu en bas jusqu'au limbe d'une ecchymose. Toutes les autres régions de l'œil sont normales.

OD V 1. OG V 1.

OBSERVATION XII

S... (Baptiste), 65 ans, se présente à la consultation le 15 juin 1905.

Antécédents personnels. — A 15 ans a commencé à peindre et a eu des coliques de plomb.

A 20 ans est soldat et reste au service pendant 7 ans. Fait la campagne du Mexique. Il a eu la dysentérie au régiment pendant un mois. Il a eu des chancres qui ont guéri rapidement par des cautérisations au nitrate (4 ou 5 jours) et n'ont pas eu d'autres suites. Blessé à la guerre au cou-de-pied gauche, cicatrice sans complications. Puis il revient peindre et a quelques coliques. Mais, depuis 8 ans, il prend des précautions hygiéniques et il n'a plus de coliques.

Depuis 8 ans, à la suite de douleurs articulaires, il a eu une impotence du membre supérieur droit et il ne pouvait plus s'en servir pour ses travaux de peinture en bâtiments.

Depuis six mois, il a eu une suppuration de l'oreille droite qui a laissé un peu de surdité et qu'il n'a pas soignée.

Depuis quatre jours environ (11 juin), il a une paralysie faciale complète, qui est venue progressivement en deux ou trois jours.

Etat actuel. — Paralysie faciale droite complète, du frontal, de l'orbiculaire des paupières et des lèvres, du nez, du menton. Face déviée à gauche.

Signe de   et Frenkel existe, mais l'œil droit se relève en haut et en dedans à l'occlusion énergique des paupières.

Pas de paralysie de la langue ni du voile du palais.

OD occlusion des paupières impossible.

Examen des oreilles fait par M. le professeur Bardier : « Otite moyenne chronique suppurée des deux côtés. Paralysie faciale par destruction osseuse du côté droit. »

La sensibilité de la face à la douleur est diminuée dans les membres supérieur et inférieur et au tronc du côté droit, quoiqu'il ne paraisse pas y avoir une paralysie des membres. La démarche est normale. L'élévation du bras droit à droite est plus difficile mais possible. La force musculaire est conservée au bras droit et cette gêne dans les mouvements paraît due à des troubles ou des raideurs articulaires.

Examen oculaire. — OD Lagophtalmos.

Épiphora.

Cornée normale.

Dans le cul-de-sac supéro-externe on voit deux ou trois petits kystes transparents qui donnent au malade la sensation de corps étrangers, depuis deux ou trois jours.

OG Cornée normale.

Pupille: — Dans la pupille on voit une petite travée blanche en bas, unissant le bord pupillaire de l'iris et qui paraît être une persistance partielle de la membrane de Wachendorf.

Traitement. — Electrisation de la face tous les deux jours, courant faradique léger de trois minutes sur les branches du facial. Après cinq séances on obtient la guérison, le 1er juillet 1905.

Le 12 juillet 1905 le malade revient nous consulter. Il y a deux jours il eut une hémorragie sous-conjonctivale à l'œil droit, qu'il remarqua au réveil.

On voit une ecchymose occupant la moitié inférieure de la conjonctive avec dépôt noir dans le cul-de-sac sous la conjonctive. Il n'y a pas eu de traumatisme. Il n'y a pas d'hémorragie rétinienne.

La tension prise avec l'appareil de Laulanié est : (avant-bras) TA = 130 à 140 $^{m}/_{m}$ de Hg c'est-à-dire normale.

OBSERVATION XIII

S... (Anna), 20 ans, vient à la consultation le 17 août 1910.

Antécédents héréditaires. — Père 56 ans, bien portant. Il a été malade à l'âge de 36 ans ; mais on ne sait de quelle maladie. Mère âgée de 47 ans qui a toujours joui d'une excellente santé.

Antécédents personnels. — Elle n'a jamais été malade. Elle est actuellement enceinte de deux mois. Elle a une excellente vue. Il y a cinq jours elle s'est aperçue vers les 2 heures de l'après-midi que la conjonctive de l'œil gauche était rouge dans son segment inférieur, mais elle l'a remarqué en se frottant les yeux devant une glace et en abaissant la paupière inférieure. Le lendemain l'hémorragie était plus étendue mais elle reste stationnaire depuis deux jours.

Actuellement elle a affecté l'étendue suivante : elle s'étend de l'extrémité interne du diamètre horizontal de la cornée jusqu'à l'extrémité externe de ce diamètre qu'elle dépasse notablement. Partant du bord inférieur du limbe elle s'étend sur toute la portion inférieure de la conjonctive bulbaire qu'elle occupe entièrement. Il n'y a eu ni traumatisme, ni conjonctivite, ni hémorragie rétinienne.

Dans la journée d'hier (16 août) elle s'est aperçue que l'œil droit, en abaissant la paupière inférieure présentait une tache rouge de la grosseur d'un petit haricot. Cette tache n'a pas augmenté.

L'analyse des urines indique qu'il n'y a ni sucre ni albumine.

ODG VI.

La tension prise avec l'appareil du Dr Pachon donne

TA=15 (normale 14,5).

Le 18 août 1916 on observe que l'hémorragie de l'œil droit a augmenté. Elle déborde d'un demi-millimètre le bord palpébral inférieur et tout le segment inférieur est rouge.

On donne une potion au chlorure de calcium.

Le 19 août 1910 l'hémorragie a encore augmenté. On reprend la tension artérielle toujours avec l'appareil du Dr Pachon :

TA = Systolique : 15,50.

TA = Diastolique : 10.

Le 20 août on reprend à nouveau la tension artérielle :

TA = Systolique : 15,50.

TA = Diastolique : 10.

OBSERVATION XIV

P... (Maurice), interne des hôpitaux, âgé de 28 ans, se présente au mois de juillet 1907 dans le service. Il est atteint d'une hémorragie sous-conjonctivale de l'œil gauche.

Antécédents héréditaires. — Père en bonne santé. Mère bien portante. Pas d'hémophilie familiale.

Antécédents personnels. — Il a toujours joui d'une excellente santé. Il n'a jamais eu d'hémorragie sous-conjonctivale. L'examen de ses divers organes : cœur, poumon, foie, rein, ne montre aucune lésion de leur côté. Il n'y a pas d'hémophilie personnelle. L'analyse des urines n'indique ni sucre, ni albumine.

Le malade, en se réveillant, s'est aperçu de son hémorragie à ce qu'il ressentait une certaine gêne quand il voulait regarder vers sa gauche. Il constata alors une petite hémorragie sous-conjonctivale, touchant le bord inféro-externe de la cornée gauche de forme ovalaire mais de très petite étendue : 1 centimètre de diamètre. Cette hémorragie a disparu en quinze jours et n'a jamais reparu.

A l'interrogatoire de ce malade nous apprenons qu'il n'a reçu aucun traumatisme sur cet œil, qu'il ne toussait pas et qu'il n'avait fait aucun effort violent.

OD VI OG VI

Il ne présente aucun vice de réfraction. Sa tension oculaire est normale.

Nous avons pris sa tension artérielle avec l'appareil du Dr Pachon :

TA = 15 maxima.

CHAPITRE V

Dans ce chapitre, nous nous occuperons de la discussion des diverses observations que nous avons pu recueillir. Cependant, pour la clarté d'exposition de nos commentaires, nous le diviserons en deux paragraphes. Dans le premier paragraphe nous discuterons les hémorragies sous-conjonctivales en général, en nous appuyant sur les observations des auteurs. Dans le second, nous nous occuperons des hémorragies sous-conjonctivales spontanées, en nous appuyant sur nos observations personnelles.

A. — *Hémorragies sous-conjonctivales en général.*

Les observations des divers auteurs que nous avons consultés, nous suggèrent un certain nombre de réflexions, que nous allons exposer le plus brièvement possible.

Tout d'abord, ces observations nous montrent qu'un effort, quel qu'il soit, peut, à l'exclusion de toute autre hémorragie de la face, produire une hémorragie de la conjonctive. Nous voyons, en effet, que la plupart des malades cités par ces auteurs, n'ont eu ni épistaxis, ni aucune autre ecchymose faciale. Or, on constate que dans la plupart de ces efforts, les paupières sont fortement fermées et protègent ainsi la conjonctive. Mais cette occlusion brusque et violente des paupières joue-t-elle seulement un rôle protecteur vis-à-vis de la conjonctive bulbaire ? Ne joue-t-elle pas un rôle plus ou moins favorisant de ces ecchymoses sous-conjonctivales ? On pourrait se le demander, car ce rôle nocif ne serait pas du tout invraisemblable. En effet, cette occlusion brusque et violente comprime énergiquement la conjonctive bulbaire et ses vaisseaux. Sous l'influence double de la pression sanguine, augmentée par l'effort des muscles du tronc ou de l'adomen, et de la compression des paupières, le sang des vaisseaux sous-conjonctivaux peut provoquer la rupture des parois de ces vaisseaux. En effet, ce sang dont la pression est augmentée par les divers mécanismes cités dans ces observations, se trouve gêné, sinon arrêté dans son trajet et fait éclater les parois du vaisseau.

On peut se demander si ces hémorragies sous conjonctivales ont un lien de parenté avec les hémorragies rétiniennes. Les diverses observations que nous publions, aussi bien celle des auteurs que les nôtres ne relatent aucun cas de concomittance entre ces deux hémorragies. Nous nous sommes astreint à parcourir les observations de la Clinique ophtalmologique se rapportant aux hémorragies rétiniennes de toute nature, nous n'avons relevé aucun cas d'hémorragies sous-conjonctivales concomittantes. Nous croyons pouvoir déduire de cette constatation, basée sur un grand nombre d'observations qu'il n'y a aucun rapport entre ces deux catégories d'hémorragies oculaires.

Les hémorragies sous-conjonctivales ont-elles un rapport quelconque avec les hémorragies de l'iris ? Non. Les observations VI et VIII, que nous avons rapportées plus haut en sont une preuve assez nette.

Ces deux malades ont, en effet, présenté des hémorragies sous-conjonctivales abondantes. L'une a subi une iridectomie antiglaucomateuse, l'autre une iridectomie combinée à l'extraction de la cataracte, dans aucun de ces deux cas il n'y a eu d'hémorragie irienne. En nous basant sur ces deux observations, nous dirons qu'il n'y a aucun rapport entre ces deux hémorragies.

Dans ce deuxième paragraphe, nous allons étudier les observations d'hémorragies sous-conjonctivales spontanées et voir quelles conclusions on peut en tirer.

D'abord, existe-t-il des hémorragies sous-conjonctivales spontanées ? Nous croyons l'avoir démontré dans nos observations personnelles. Chez aucun des malades qu'il nous a été donné d'observer, nous n'avons pu relever le moindre traumatisme, aucun effort, aucune des causes en un mot généralement reconnues. Une de nos observations est particulièrement probante, par suite de la profession du malade, qui était tout particulièrement bien placé pour s'observer.

C'est le cas de l'observation XIV, où le malade est un interne des hôpitaux. Ce malade, en effet, nous dit qu'il ne s'est aperçu de son hémorragie qu'au réveil. Il n'a jamais souffert des yeux, son état général est excellent. On ne trouve rien dans ses antécédents héréditaires ou personnels qui puisse expliquer son ecchymose. Aucun traumatisme, aucun effort, ne vient expliquer son affection. Il n'y a donc dans son cas aucune des causes qui interviennent généralement.

Il nous paraît donc intéressant d'étudier ces malades en détail et de rechercher s'il n'existe pas quelque anomalie dans leur système artériel.

Nous avons examiné avec soin tous les organes de nos malades et nous avons constaté que dans tous les cas, sauf un, ils ne présentaient aucune lésion du côté des viscères. On ne trouve chez eux ni lésions cardiaques, ni lésions rénales ou hépatiques. Leur état général est très satisfaisant et souvent même ne laisse rien à désirer. Nous n'avons relevé chez aucun d'eux aucune trace d'hémophilie personnelle ou familiale, ni d'aucune autre diathèse de quelque nature qu'elle soit.

Nous avons recherché les causes locales telles que les vices de réfraction : hypermétropie, artigmatisme, les efforts par suite d'un travail oculaire quelconque; nous n'avons relevé aucune de ces causes dans nos diverses observations.

Cependant nous avons remarqué chez la plupart de nos malades une légère hypertension artérielle généralisée. Nous avons noté pour chacun de nos malades la tension artérielle, prise à l'avant-bras. Nous n'avons pu malheureusement prendre ces tensions artérielles avec le même appareil pour tous nos malades. Mais c'est là peu de chose, car nous indiquerons pour chaque appareil la tension artérielle d'un sujet normal. Nous nous sommes servi de trois appareils différents ; les appareils de Laulanié, du Dr Pachon et du Dr Vacquez. Il nous suffira de connaître les chiffres que donnent ces différents instruments chez un sujet à tension artérielle normale, pour se rendre compte s'il y a ou non hypertension. Dans notre relevé des diverses tensions de nos malades, nous indiquerons donc l'appareil dont nous nous sommes servi et son chiffre normal.

OBSERVATION VIII

(Appareil Laulanié) 180 à 187 millim. Hg. T. normale : 130 à 160 mm. Hg.

(Appareil Dr Vacquez) 14,5. T. normale : 11.

OBSERVATION IX

(Appareil Dr Pachon) 16. T. normale : 14,5.

OBSERVATION X

(Appareil Dr Pachon) 13 à 19. T. normale : 14,5.

OBSERVATION XII

(Appareil Laulanié) 130 à 140 mm. Hg. T normale : 130-160 mm. Hg.

OBSERVATION XIII

(Appareil du Dr Pachon)) 10 à 15,50. T. normale : 14,5.

OBSERVATION XIV

(Appareil Dr Pachon) 15. T. normale : 14,5.

Ces tensions artérielles ne sont pas, comme on le voit, exagérée mais légèrement supérieures à la normale.

Nous avons constaté, d'autre part, que ces malades n'avaient jamais présenté d'autres hémorragies, telles que les épistaxis et n'ont jamais eu d'hémorrhoïdes.

Nous avons vu également que les vaisseaux des autres membranes de l'œil paraissaient normaux et n'ont jamais donné lieu à des hémorragies. Ce fait nous est démontré par les malades des observations VIII et IX où l'opération de la cataracte ne donna lieu à aucune hémorragie.

Dans l'état actuel de nos connaissances, il semble donc qu'il existe, dans certains cas, pour les vaisseaux sous-conjonctivaux de l'épisclère, une prédisposition particulière aux hémorragies. Comment expliquer cette prédisposition hémorragique ? Par l'artériosclérose ? Peut-être agit-elle dans certains cas ,mais on ne la trouve pas dans certaines de nos observations. Par exemple dans l'observation XIV où le malade est jeune et bien portant, on ne relève aucune trace de cette affection. Tous ses vaisseaux sont normaux, la temporale n'est pas saillante, en un mot rien ne permet chez lui de penser à l'artériosclérose généralisée.

Serait-ce là une artériosclérose localisée exclusivement aux vaisseaux sous-conjonctivaux ? C'est une hypothèse mais une simple hypothèse, qui nous paraît cependant digne d'être vérifiée, c'est pour ce motif que nous avons jugé utile de la soulever, tout en regrettant que le petit nombre de nos observations ne nous permette pas de l'approfondir.

Nous ne pouvons terminer notre travail sans indiquer le pronostic et le traitement de cette affection. Cette étude fera l'objet de notre sixième et dernier chapitre.

CHAPITRE VI

Pronostic et Traitement

Les hémorragies sous-conjonctivales n'ont en général aucune gravité. Si les hémorragies rétiniennes peuvent être considérées comme précédant des hémorragies dans une autre région du corps et particulièrement dans la région cérébrale, il n'en est pas de même des hémorragies sous-conjonctivales.

Elles ne sont pas non plus redoutables par la quantité de sang que peut perdre le malade, car, dans les hémorragies purement sous-conjonctivales, cette quantité ne saurait être bien grande, le sang s'arrêtant de lui-même, lorsque la capacité sous-conjonctivale est atteinte.

Le pronostic est donc bénin aussi bien pour le présent que pour l'avenir du sujet atteint par ces ecchymoses.

Par quels traitements pourra-t-on essayer de combattre ces hémorragies sous-conjonctivales ?

Certains auteurs préconisent l'ésérine comme traitement des hémorragies sous-conjonctivales. Cette substance en diminuant la tension intra-oculaire favoriserait la circulation sanguine et empêcherait ainsi l'augmentation des hémorragies sous-conjonctivales.

Dans les hémorragies abondantes et récidivantes on pourra essayer le chlorure de chaux en potion, ou les vaso-constricteurs : ergotine, hamamelis. On a conseillé les astringents comme le sulfate de zinc.

Nous pourrons nous servir des vaso-constricteurs comme l'adrénaline.

Il a enfin été conseillé de faire des massages prudents de l'œil pour favoriser la résorption du caillot sanguin.

Tous ces moyens n'ont d'ailleurs qu'une action très faible et ne serviront le plus souvent qu'à rassurer le malade, qui est parfois très effrayé de son hémorragie.

CONCLUSION

I. — Les hémorragies sous-conjonctivales sont provoquées soit par une cause mécanique : traumatisme, toux, efforts violents, etc., soit par une inflammation locale ou sous l'influence d'une diathèse, soit encore sans cause apparente ou connue, et dans ce cas elles sont dites spontanées.

II. — Les hémorragies sous-conjonctivales n'accompagnent pas habituellement les hémorragies des autres membranes de l'œil, en particulier, celles de la rétine, ni les hémorragies des autres muqueuses et particulièrement celles de la muqueuse nasale.

III. — Il semble donc qu'il y ait chez certains sujets une sclérose toute locale des vaisseaux de la conjonctive ou de l'episclère.

IV. — Les hémorragies sous-conjonctivales spontanées se produiront le plus souvent chez des sujets par ailleurs normaux, mais ayant une légère hypertension artérielle généralisée.

V. — Le pronostic des hémorragies sous-conjonctivales est bénin et on ne constate généralement pas de récidives.

La thérapeutique n'a que peu d'action sur leur durée et n'aura guère qu'un but : celui de favoriser la résorption de l'épanchement.

BIBLIOGRAPHIE

ADDE. — Ein Fall von tödlicher Blutung aus der Bindehaut.

Ann. of ophth., janvier 1899.

BRACCHI. — Considerazioni intorno ad un caso di emoragia della conjunctiva.

Raccoglitore medico, t. xx, n° 3, p. 73, 1883.

BURNHAM. — Le traitement par l'ésérine des ecchymoses sous-conjonctivales.

Annales d'oculistique, t. cxiv, p. 346, 1896.

COLLE ET ARQUENBOURG. — A propos de deux cas de masque ecchymotique de la face sans compression du tronc.

Echo Médical du Nord, p. 13, 1907.

DAUTUILE. — Ecchymose sous-conjonctivale dans un cas de glaucome à la suite d'un traumatisme opératoire.

Nord Médical, 1er avril 1910.

DEMAY. — Décollement de l'épithélium conjonctival et kératite par une suffusion sanguine.

France Médicale, p. 819, 1880.

DENTI. — Emoragia arteriosa spontanea della congiunctiva palpebrale superiore.
Ann. di ottalm., t. XII, p. 559, 1883.

FINLAY. — Ein Fall von spontaner orbitaler und intraokularer Blutung in Verlaufe von Typhus.
Arch. für ophthalmologie, t. XXVI, Heft, 2, 1898.

GILLET DE GRANMONT. — Décollement de l'épithélium conjonctival et kératite par une suffusion sanguine.
France Médicale p. 819, 1880.

HOPPE. — Uber multiple gesischts und Bindehaut blutungen.
Deutsche med. Wochenschrift, p. 505, 1901.

HOWARD-F. HANSELL. — Fall von Conjunctival blutung bei einen Kind.
Ophth. Rec., 1900.

JUNKEN. — Die lehre von den Augenkrankheiten, 3 Aufl. Berlin, p. 217, 1842.

MACKENZIE. — Traité pratique des maladies de l'œil. Traduit par Warlomont et Testelin, t. I, p. 379, 1856.

MONTGOMERY. — Acquired idiosyncrasie of quinine, as shown by purpura and bleiding of the gums.
Boston Med. Journ., p. 646, 23 déc. 1897.

MORISON. — Subconjonctival hæmorrage limited to the outer part of the eye, a sign of fracture through corresponding orbital plates.
Lancet, t. I, p. 16, 1894.

MORTON. — Punktförmige Blutung in die bulbare und palpebrale Bindehaut nach den Gebrauch von Lachgas.

Ophth. Rec., Février 1899.

PAINDLAN ET ARQUENBOURG. — Ecchymoses sous-conjonctivales spontanées bilatérales et totales.

Echo Médical du Nord, p. 282, 1907.

PASCAL. — Sur un cas de xénoménie par les conjonctives.

Gazette médico-chirurgicale de Toulouse, 10 janvier 1888.

PERLIA. — Uber spontane Blutungen aus normaler conjunctiva.

Münschener médical Wochenschrift, n° 8, p. 126, 1888.

PERTHES. — Uber ausgedehnte Blutextravasate am kopfe infolge von Kompression von Thorax.

Deutsche Zeitschrift für Chir. t. L, Heft 5, n° 6, 1889.

SALVA. — Hémorragies oculaires. Hémorragies conjonctivales.

Annales d'oculistique, t. CXXI, p. 193, 1893.

SCHMIDT-RIMPLER. — Tod durch Verblutung aus der Conjunctiva.

Klin. Monatsbl. für Augenheilk, p. 383, 1887.

SPIRO. — Conjunctivalblutung bei purpura hemmorragica.

Centralblatt für prakt. Augenheilk, p. 375, 1878.

SULZER. — Hémorragie conjonctivale spontanée provenant d'une diathèse hémorragique héréditaire différente de l'hémophilie.

Bulletin et Mémoires de la Société d'ophl., p. 298, 1907.

WAGENMANN (A.). — Multiple Blutungen der Aützenrenhaut und Bindehaut mit einen Netzhautblutung nach schwerer Verletzung Kompression des Korpers dursch einen Farstluil.

Archiv. für ophthalmologie, t. LI, p. 150.

WIENER. — Fatal hœmorrhage from the conjonctiva in the newbom with report of case.

American Journ. of ophth., p. 65, 1903.

WIENER. — Bericht über einen Fall von Todlich verlaufener Blutung aus der Bindehaut eines Neugeborenen.

American Journ. of ophth., mars 1903.

TOULOUSE
Ch. DIRION, Libraire-Éditeur
22, rue de Metz et rue des Marchands, 33

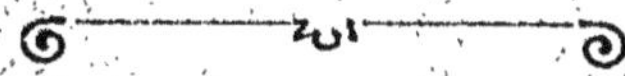

www.ingramcontent.com/pod-product-compliance
Lightning Source LLC
Chambersburg PA
CBHW070806210326
41520CB00011B/1856

9782011314956